AF603367

DES

EMBAUMEMENTS

SOUS LE RAPPORT

HISTORIQUE, SCIENTIFIQUE ET RELIGIEUX,

PAR M. GERVAIS, D.-M.,

Membre de plusieurs sociétés médicales, Médecin des Bureaux de Charité à Lyon, secrétaire du Comité médical du Dispensaire de cette ville,

Cessionnaire exclusif du Procédé de M. GANNAL, dans le département du Rhône, et temporairement dans ceux de Saône-et-Loire, de l'Isère et de l'Ain.

« Il est impie de disperser les restes de
» l'homme, car la cendre et les ossements des
» morts retourneront à la lumière. »

(PHOCYLIDE.)

LYON,

IMPRIMERIE DE NIGON,

Rue Chalamont, 5.

1845.

AVANT-PROPOS.

Depuis l'an dernier, devenu, en vertu de la *cession-Lambert*, CONCESSIONNAIRE PRIVILÉGIÉ du procédé de M. Gannal, nous possédons seul, pour Lyon et les départements limitrophes, l'ensemble de ses appareils. Seul aussi nous recevons directement du savant chimiste toutes les substances, telles que huiles, baumes, liquides, etc., indispensables à l'application de sa méthode.

Autrefois, en raison de l'énormité des frais nécessités pour cette opération, on la considérait comme une prérogative attachée seulement aux sommités sociales. Aujourd'hui, grâce aux travaux scientifiques modernes, l'art d'embaumer a été réduit à son expression la plus simple, et le plus grand nombre des famillles peut satisfaire à l'accomplissement de ce pieux devoir.

M. Gannal a généralement divisé les embaumements en trois classes, aux honoraires de 500, 1,000 et 2,000 fr. Dans toutes, la conservation est à perpétuité; la différence ne repose que sur la profusion des parfums, la nature des enveloppes et sur les précautions employées afin de préserver du plus léger *byssus* la face, les vêtements et les insignes de distinction. Pour ceux qui ne désirent qu'une conservation à temps, dans le but surtout de faciliter un transit départemental, nous pratiquons également un embaumement temporaire.

Nous observerons que les sujets soumis à l'application du procédé Gannal, pouvant se conserver, même en pleine terre, les familles auxquelles un décès inattendu n'aurait pas laissé le temps de faire acquisition d'un terrain, pourront néanmoins s'adresser à nous avec une égale confiance. La disposition des appareils exigeant des précautions spéciales et le transport n'en pouvant être opéré qu'à l'aide d'une voiture, on est prié de nous prévenir le plus tôt qu'il sera possible.

En publiant cette courte notice, nous nous empressons, entre autres motifs, de répondre à l'invitation qui nous en a été faite par celui que nous avons l'honneur de représenter. Nous nous réservons de donner plus tard, au sujet qu'elle comporte, un cadre suffisamment élargi et des développements plus étendus.

GERVAIS, D.-M.,

A Lyon, rue du Commerce, 30.

DES

EMBAUMEMENTS.

Le médecin, après avoir épuisé les ressources de l'art et de l'expérience pour éloigner le moment inévitable de la mort, cherche encore à prolonger l'existence matérielle de l'enveloppe inanimée qui conserve des traits chéris ou ne rappelle que des bienfaits. Si le portrait d'une personne aimée adoucit la perte qu'on en a faite, quel attrait ne doit pas avoir pour nous sa figure elle-même, qui, bien que livrée au calme de la mort, semble se ranimer aux souvenirs de l'amitié ! L'art de conserver les corps est donc, si nous osons le dire, le complément de l'art médical.

Essayons de jeter un coup-d'œil sur les ravages progressifs de notre destruction matérielle ; puis nous arrêterons notre attention sur la coutume d'embaumer et les différents modes de conservation auxquels cette coutume a donné lieu.

DE LA DÉCOMPOSITION DU CORPS.

Condamnés à mourir par le fait même de notre naissance, la durée de notre vie est tout juste la mesure de l'inégalité de la lutte que nous soutenons avec la mort. D'abord vaincus, nos éléments se dissocient, et tout rentre bientôt sous l'empire des lois physiques générales.

La théorie des phénomènes qui se passent alors n'est bien connue que depuis le perfectionnement de l'art de recueillir et d'analyser les gaz, et surtout depuis la connaissance de la composition de l'air atmosphérique. On a pu mieux apprécier dans la composition des substances animales, d'une part, les éléments des produits nouveaux, et, d'autre part, les résultats de la décomposition. La dissociation des éléments qui nous composent réunit donc deux conditions, savoir, mouvement spontané et formation de nouveaux produits; c'est ce qu'on entend aujourd'hui en chimie sous le nom de fermentation putride.

Les circonstances qui peuvent accélérer, retarder ou arrêter même complètement la décomposition, sont relatives à la température, à l'état hygrométrique et à la nature du milieu dans lequel le corps est placé. On a observé que c'était de 15 à 25° que la température agissait avec le plus de puissance, en diminuant l'attraction et la cohésion qui réunissent les éléments des substances animales. A un degré plus élevé, l'influence est moindre en raison de l'évaporation des liquides et de la tendance à la dessication ; de plus, la chaleur, en coagulant l'albumine, donne en même temps naissance à des composés moins putrescibles. Si, enfin, en descendant l'échelle thermométrique, nous arrivons à une température au-dessous de 0, les substances animales peuvent se conserver indéfiniment.

Les conditions que nous venons d'établir sont, en outre, favorisées par l'état hygrométrique du lieu, auquel on doit ajouter l'humidité naturelle du corps. En effet, les tissus organiques, ramollis par les liquides dont ils sont abreuvés, se trouvent dans un état de cohésion moins forte, et ceux-ci, par la tendance qu'ils ont à s'unir avec quelques-uns des produits de la fermentation, diminuent encore cette cohésion. De là, les différences considérables que nous observons dans l'établissement plus ou moins rapide de la putréfaction. Une mort subite, par exemple, est suivie d'une décomposition plus prompte, toutes choses égales d'ailleurs, qu'une mort survenue à la suite d'une affection chronique. Par la même raison, on conçoit comment les cadavres des enfants se putréfient avec plus de rapidité que ceux des vieillards, ceux des individus replets plus promptement aussi que ceux des sujets maigres. D'après ces données, conformes d'ailleurs au raisonnement et à l'observation, en procédant par les organes les plus abreuvés de fluides, on peut établir l'ordre suivant lequel la décomposition a lieu. Les os, en suivant cet ordre, sont ceux qui résistent le plus longtemps, les dents surtout, dont l'émail est presque indestructible ; il en en est de même des cheveux et des autres parties épidermiques.

Ces considérations nous révèlent la manière d'agir des moyens proposés pour la conservation des matières animales : ainsi, l'alcool, de même que les sels métalliques, opère en absorbant l'eau des chairs qu'on y plonge. En Egypte, un courant d'air sec et chaud sur un sol sablonneux produit l'éxsiccation des cadavres d'une manière analogue au dessèchement des viandes, obtenu par le *fumage*, qui, de plus, en vertu de la présence de l'acide pyro-ligneux , les pénètre d'un principe conservateur, ou bien par le *tannage* qui, en combinant la gélatine avec le tannin, constitue un cuir imputrescible. Ce mode d'action est encore celui sur lequel repose la propriété conservatrice des acides , des chlorures, de la créosote, etc...

Enfoui dans la terre et abandonné à lui-même, le corps de l'homme subit donc la loi de destruction générale. Il commence par se gonfler durant les premiers mois par suite du développement des substances gazeuses; puis les parties molles se convertissent en une matière pultacée, qui passe du vert au bleu et de celui-ci au brun noirâtre; enfin il s'affaisse graduellement à mesure que les gaz se volatilisent. Ces gaz sont l'hydrogène carboné, azoté, sulfuré et phosphoré. C'est à ce dernier, qui se dégage du sein de la terre pour s'enflammer au contact de l'oxygène atmosphérique, que l'on attribue ces lueurs observées passagèrement dans les cimetières et qu'on a désignées sous le nom de *feux follets*. Avec ces gaz il se dégage encore de l'eau, de l'ammoniaque, de l'acide carbonique et du carbonate d'ammoniaque d'une odeur piquante et septique. Le cadavre n'offre plus alors qu'un composé de produits fixes, tels que d'huile, de savon animal et d'acide acétique ; ajoutons à ce composé un résidu d'apparence terreuse et friable, sorte de cendre qui se mêle à la terre commune.

C'est ainsi que s'efface, avec les derniers linéaments de notre organisation, tout ce qui pouvait rappeler l'idée de notre existence matérielle. Destination fatale, dont le souvenir n'enfanterait dans l'esprit du sage qu'un sombre désespoir si la Providence, par une compensation sublime, n'avait fait briller à ses yeux le dogme consolant de l'immortalité !...

DE LA COUTUME D'EMBAUMER.

A la vue de cet anéantissement de lui-même, l'homme s'est abandonné à des réflexions accablantes. Courbé sous cette loi fatale, il chercha du moins à environner sa dépouille de tout le respect dû au chef-d'œuvre de la création ; de là l'origine des monuments funèbres et de l'art d'embaumer les corps. Mais, tandis que bien souvent une pensée orgueilleuse préside à l'érection d'un mausolée superbe, l'embaumement, au contraire, puise toujours sa source dans le sentiment d'une piété religieuse. Oui, c'est le dernier anneau qui nous attache encore à celui qui nous fut cher; par lui les funérailles résonnent moins tristement à l'âme; un cri d'espoir semble troubler un peu le silence morne du cercueil, et, par un charme invincible, on dirait qu'en rattachant ainsi le temps à l'éternité, la vie peut être ainsi rattachée à la mort. *L'usage des embaumements*, dit Chateaubriant, *tient une place notable dans l'histoire des peuples; l'Egypte leur doit une partie de sa célébrité.* Et ailleurs, en parlant des momies, il ajoute : *On dirait que l'ancienne Egypte ait craint que la postérité ignorât ce que c'était que la mort, et qu'elle ait voulu, à travers les temps, lui faire parvenir des échantillons de cadavres.*

Si nous interrogeons les mœurs des peuplades les moins civilisées, nous retrouvons partout le respect pour la dépouille des morts et des précautions employées pour la conserver. Les malheureux Indiens, forcés d'abandonner leurs cabanes, ne se croyaient pas tout-à-fait sans patrie dès qu'ils avaient pu emporter avec eux les ossements de leurs pères. Le sauvage de l'Amérique septentrionale, qui se nourrit de la chair du renne, et le tranquille Otaïtien, qui, couché près de ses ruisseaux, dispute de paresse avec leurs ondes, se trouvent ici instinctivement réunis dans une pensée commune. Le premier enfouit avec soin sous la neige son parent décédé, car l'expérience lui a démontré l'action préservatrice de la congélation ; le second lui tresse un cercueil de feuillages odoriférants et l'abandonne aux brises embaumées de l'Océan Pacifique.

Tout le monde connaît la coutume des mères indiennes. Elles festonnent leurs enfants morts de guirlandes d'apios, et les suspendent aux branches parfumées de l'érable, tradition touchante d'amour maternel exposée par Delille et Millevoye dans des vers aussi gracieux que la pensée qu'ils expriment :

Dirai-je des Natchez la tristesse touchante ?
Combien de leur douleur l'heureux instinct m'enchante !
Là, d'un fils qui n'est plus la tendre mère en deuil
A des rameaux voisins vient pendre le cercueil.
Eh ! quel soin pouvait mieux consoler sa jeune ombre ?
Au lieu d'être enfermé dans la demeure sombre,
Suspendu sur la terre et regardant les cieux,
Quoique mort, des vivants il attire les yeux.
Là, souvent, sous le fils vient reposer le père ;
Là, ses sœurs en pleurant accompagnent leur mère ;
L'oiseau vient y chanter, l'arbre y verse des fleurs,
Lui prête son abri, l'embaume de ses pleurs ;
Des premiers feux du jour sa tombe se colore ;
Les doux zéphirs du soir, le doux vent de l'aurore
Balancent mollement ce précieux fardeau,
Et sa tombe riante est encor un berceau.

(L'Imagination.)

De son fils qui n'est plus, la plaintive Indienne
Voit les vents balancer la tombe aérienne.
Mais le jour où l'enfant s'endort d'un long sommeil,
S'inclinant sur sa bouche, elle attend son réveil.
Quand le soleil trois fois a doré le nuage,
Elle lui forme un lit de fleurs et de feuillage ;
Du catalpa flexible agite le rameau.......
Et ne s'aperçoit pas qu'elle berce un tombeau.

(L'Amour maternel.)

Les Grecs, qui étaient dans l'usage de brûler les morts, pratiquaient un embaumement temporaire, pour les préserver de la corruption pendant le temps qui précédait la cérémonie. Leurs cendres étaient ensuite recueillies et renfermées dans des urnes magnifiques. A Rome, si le défunt pendant sa vie avait rempli des emplois publics, avant de procéder à ses funérailles on l'exposait pendant sept jours, vêtu de sa robe et baigné de liqueurs odorantes.

Mais, de tous les peuples anciens, il n'en est aucun chez lequel la coutume d'embaumer ait été plus commune que chez les Egyptiens. Ils conservaient leurs parents dans des niches pratiquées aux murailles de la maison ; ils les rendaient témoins des actes de leur vie en leur réservant une place à table, associant ainsi des idées funèbres jusqu'aux joies des festins. Leurs momies attestent chez eux une certaine perfection des sciences et des arts, et, chose admirable ! leurs corps s'offrent encore à nous intacts et comme endormis à côté de leurs villes et de leurs symboles anéantis.

Parmi le peuple que Dieu s'était choisi nous rencontrons les mêmes usages, mais sanctifiés de plus par une législation divine. Nous lisons dans la Genèse qu'on employa quarante jours à embaumer le corps de Jacob. Lié de bandes, il fut d'abord déposé dans un champ qu'il avait acheté des enfants de Séchem, puis transporté plus tard dans la caverne d'Hébron, à côté des restes d'Abraham, d'Isaac et de Rébecca.

Non seulement chez les Juifs on embaumait avec cérémonie, mais encore toute profusion de parfum durant la vie était pour eux une marque de vénération. Saint Mathieu nous rapporte que Jésus, peu de jours avant sa mort, étant à Béthanie chez Simon, ses disciples furent choqués de la profusion d'huile qu'une femme vint faire sur lui pendant qu'il était à table. Puis il ajoute que Jésus, connaissant leurs pensées, leur dit: « *Pourquoi faites-vous de la peine à cette femme ? Ce qu'elle vient de faire à mon égard est une bonne œuvre. En répandant ce parfum sur mon corps, elle l'a fait en vue de ma sépulture.*

Notre-Seigneur ne devait séjourner que trois jours dans le tombeau ; et cependant, observateur scrupuleux des coutumes de la Judée, il permit que son corps fût soumis à un embaumement temporaire, tel à peu près qu'on le pratique encore de nos jours. En voci la preuve :

Saint Luc, qui était médecin, raconte, dans les deux derniers chapitres de son évangile, que les femmes qui étaient venues de Galilée et qui avaient suivi Jésus, *s'en retournèrent après sa mort afin de procéder à la préparation des aromates. Et le premier jour de la semaine, ces femmes vinrent au sépulcre de grand matin et apportèrent les parfums qu'elles avaient préparés.*

Saint-Marc, ch. 16, cite les noms propres : *Le jour du Sabbat étant passé, Marie-Magdeleine, Marie, mère de Jacques, et Salomé, achetèrent des parfums pour embaumer Jésus.*

Saint Jean est plus explicite; il semble même entrer dans les détails de l'embaumement du Christ :

« *Post hæc autem rogavit Pilatum Joseph ab Arimathæâ ut tolleret corpus Jesu. Et permisit Pilatus.*
» *Venit ergò et tullit corpus Jesu. Venit autem et*
» *Nicodemus qui venerat ad Jesum nocte primùm ferens*
» *mixturam myrrhæ et aloës, quasi libras centum.*
» *Acceperunt ergò corpus Jesu et ligaverunt linteis cum*
» *aromatibus, sicut mos est Judæis sepelire.* »

Dans la primitive Eglise, on vit les chrétiens, adoptant les coutumes des Juifs, laver leurs morts, les embaumer, les envelopper de linges précieux, les conserver pendant sept jours, et enfin les ranger dans des caveaux dont plusieurs sont devenus ce qu'on appelle aujourd'hui *les catacombes*. L'avenue du Messie, en répandant un jour nouveau sur toutes les institutions humaines, a modifié merveilleusement l'esprit et le caractère de nos usages. Nous connaissons les touchantes cérémonies des inhumations et de la fête des morts chez les chrétiens; l'éloquent auteur du *Génie du Christianisme* nous les a dépeintes avec un charme ineffable. La coutume d'embaumer ne pouvait échapper à cette influence régénératrice. Chez les anciens, amis, frères, époux, ne voyaient au terme de la vie qu'une séparation éternelle. Le christianisme, au contraire, en plaçant l'homme dans le champ de l'espérance, l'avenir des sentiments cessa de faire naufrage devant une urne funéraire. L'embaumement apparut dès-lors avec des proportions grandies et comme revêtu d'un nouveau symbole. Eh bien! nous reconnaîtrons bientôt que sous tous les rapports, autant le culte catholique diffère du polythéisme, autant la méthode de M. Gannal diffère de toutes celles employées jusqu'à notre époque.

DES DIFFÉRENTES MÉTHODES D'EMBAUMER.

En examinant les différents moyens dont on s'est servi pour la conservation des corps, on arrive à les distinguer en trois sortes de procédés, savoir: les procédés anciens, les procédés modernes et le procédé de M. Gannal.

PROCÉDÉS ANCIENS.

Nous n'avons pas une connaissance exacte de la manière d'embaumer des anciens ; cette manière a dû nécessairement varier suivant les temps, les lieux et les circonstances. Toutes les relations sur les moyens qu'employaient les Egyptiens pour conserver leurs morts ont été plus ou moins vivement critiquées. M. Rouyer, membre de la commission d'Egypte, qui a visité avec le plus grand soin les caveaux souterrains où sont déposées les momies, nous a transmis à ce sujet des renseignements précieux. Il en a distingué une infinité d'espèces, et semble avoir mieux apprécié que les autres auteurs les procédés employés pour les conserver. Le récit de ces procédés serait ici sans utilité ; bornons-nous à dire que tout ce système de conservation se réduit à vider toutes les cavités, soit en dissolvant les viscères dans une liqueur caustique, soit, après en avoir opéré l'extraction, à les dépouiller de leur graisse et de leurs parties muqueuses par l'action prolongée du *natrum.* On les lavait ensuite avec soin et on les faisait sécher à l'air chaud, dans le sable ou dans une étuve. Pendant cette dessication, les uns étaient vernis au dehors et remplis à l'intérieur de substances odorantes propres à éloigner les insectes ; les autres étaient plongés dans un bitume chaud et liquide qui les pénétrait de toutes parts. Enfin, des bandes multipliées, enduites de gomme et appliquées avec art sur toutes les régions du corps, fermaient tout accès à l'air et à l'humidité.

Telle était la principale manière d'embaumer chez ces peuples anciens. Néanmoins les corps qui s'offrent à nous conservés sans aucune trace de préparation et, par conséquent, sous la seule influence des circonstances atmosphériques, nous permettent d'affirmer que les conditions hygrométriques et thermométriques de l'air et de la terre ont contribué le plus puissamment à leur conservation ; ce qui, du reste, paraît confirmer cette opinion, c'est que beaucoup de ces momies retirées de leurs sépultures et exposées à l'action de nos variations atmosphériques, se décomposent ordinairement avec plus ou moins de rapidité.

C'est donc inutilement qu'on a cherché à découvrir et à pratiquer les procédés des Egyptiens. Malgré leur supériorité, ils seraient à coup sûr insuffisants dans nos climats ; car nous ne pouvons avoir comme eux des caveaux où la température constante soit à plus de 20° et où l'hygromètre reste fixé à 0.

PROCÉDÉS MODERNES.

Bien que la chaleur du climat et la sécheresse de l'air aient été en Egypte une des principales causes de conservation, néanmoins leurs modes de procéder sont pour nous des témoignages des connaissances qu'ils avaient dans les arts. En effet, des siècles se sont écoulés et l'embaumement par les aromates et les astringents n'en a pas moins été généralement adopté. Voici en quoi consiste le procédé mis longtemps en usage par les modernes.

On commence par préparer environ 30 livres au moins d'une poudre composée surtout de tan, de benjoin, de storax, d'encens, de myrrhe, d'aloës et de sandaraque. On y fait entrer de plus les fleurs et les feuilles pulvérisées de toutes les labiées qui nous viennent des climats méridionaux. Les résines odorantes et les bois aromatiques étant disposés, on procède à l'ouverture cadavérique. On extrait les viscères et on les réunit, à l'exception du cœur, qui doit être conservé séparément. Le corps ainsi vidé, on l'éponge, on le lave avec de l'alcool et on l'étuve d'huile de lavande. On passe sur toutes les régions une couche de baume du Pérou, puis les viscères étant incisés et saupoudrés du mélange pulvérulent, on les remet à leur place et l'on remplit avec la même poudre les interstices de toutes les cavités. Enfin les téguments réunis sont maintenus par des points de suture. Maintenant, pour les soins extérieurs, on pratique des incisions multipliées sur le trajet des membres en suivant la direction des muscles ; on passe à l'essence, on saupoudre et l'on vernit après l'application des bandelettes. Ces opérations terminées, on enveloppe le corps dans une toile cirée et on le dépose dans un cercueil de plomb dont les vides sont remplis avec de la laine préparée et plusieurs couches de poudre de tan.

Cette manière d'embaumer, que nous donnons comme type de toutes celles employées du 13e au 18e siècle, fut celle dont on se servit pour la conservation de la dépouille de Louis XIV. Dans les fouilles faites pendant la révolution dans les caveaux de St-Denis, son corps fut retrouvé intact, et l'on peut dire, à la louange de la méthode d'alors, que ce prince, décédé à l'âge de 77 ans et qui avait eu les jambes frappées de gangrène, devait pour cette raison présenter aux gens de l'art une difficulté plus grande.

L'embaumement tel que nous venons de le décrire étant d'un prix élevé, on a cherché à lui substituer l'emploi des agents chimiques.

L'alcool, la dissolution de sulfate acide d'alumine et les acides ont été tour à tour essayés. Enfin, M. Chaussier s'étant assuré, par des expériences répétées, que des matières animales plongées quelque temps dans une dissolution aqueuse de sublimé corrosif se conservaient très bien, on s'est hâté d'appliquer cette propriété du sel de mercure à la conservation du corps. MM. Béclard, Larrey, Ribes et Boudet en ont fait une nouvelle méthode, qu'ils ont appliquée à l'embaumement des restes du colonel Morland, recueilli sur le champ de bataille d'Austerlitz. Mais, outre que le perchlorure de mercure est un poison violent dont les atteintes peuvent devenir fatales à l'opérateur le plus prudent, on sait qu'étant peu soluble dans l'eau et dans l'alcool, son emploi ne saurait exclure la nécessité d'extraire les organes et de faire des incisions profondes dans toutes les parties charnues. Ensuite, comme il faut que le corps soit placé dans un cercueil hermétiquement fermé et doublé de plomb, il arrive qu'en peu de temps ce métal est détruit par le chlorure de mercure que le plomb décompose. Ce fait a été vérifié sur le cercueil du maréchal Lobeau et sur celui de l'amiral Dérigny.

Il serait inutile d'approfondir ici l'examen des différentes manières d'embaumer employées jusqu'à nos jours. Nous renvoyons aux récits d'Hérodote, de Diodore de Sicile, de Porphyre, et à ceux plus récents de MM. Rouyer, Rouelle, Bory-de-Saint-Vincent et Chaussier, le lecteur qui tiendrait à des développements plus détaillés.

Observons que ce qui frappe le plus ici est précisément ce que le cœur désavoue : c'est ce morcellement, cet étalage partiel de nous-mêmes, travail repoussant, muet à l'inspiration chrétienne et dont le fond ainsi que la forme, n'ont jamais traduit aux yeux qu'un simulacre menteur !

EMBAUMEMENT PAR LE PROCÉDÉ GANNAL.

Si l'usage d'embaumer n'est pas devenu plus général parmi nous, faut-il en accuser l'oubli des bienfaits ou le relâchement des liens de famille, l'affaiblissement de la vénération ou la diminution de la foi religieuse ? non, certes : nous blâmerions l'esprit irréfléchi qui proclamerait que, chez nous, une philosophie insouciante a pris la place des sentiments profonds. Nous devons l'attribuer d'abord à la nécessité d'une dépense considérable, et puis à l'imperfection relative de nos méthodes. Expliquons notre pensée.

Nos mœurs actuelles diffèrent beaucoup de celles d'autrefois. A l'endroit du progrès, nous sommes habitués à voir avancer de front les sciences et les arts ; et, dans l'état actuel de notre civilisation, tout ce qui n'avance pas, recule. L'art d'embaumer les corps, si longtemps stationnaire, justifie complètement le reproche de notre état social. En effet, que désire la famille qui embaume la dépouille d'un défunt? elle en demande la conservation digne et respectueuse. Eh bien! arracher les organes des cavités qui lesrenferment, lacérer les muscles et les réduire en lambeaux, est-ce là procéder dignement à la conservation d'un corps auquel s'attachent des regrets? Il faut en convenir, ces mutilations effrayantes répugnent au milieu d'une maison que le deuil a frappée; on les regarde à juste titre comme une sorte de profanation.

Avec le procédé Gannal, plus d'entaillements musculaires, plus de soustraction d'organes; le défunt peut même demeurer entièrement couvert : une seule incision de trois centimètres à la base du cou est suffisante pour permettre la pénétration du liquide conservateur. L'injection terminée, l'embaumement s'effectue en vertu du phénomène de la capillarité; il s'empare de tous les tissus organiques et s'identifie avec eux pour en constituer un tout solide, imputrescible. Ici l'opération pourrait à la rigueur être considérée comme terminée; mais, ordinairement, l'extérieur du corps et principalement la face deviennent pour nous l'objet de soins particuliers. Toute sa surface est ointe d'une composition balsamique en harmonie avec la substance injectée; toutes les pièces de l'appareil d'enveloppe sont parfumées de baumes, etc. On nous dispensera d'entrer dans les détails relatifs aux trois différentes classes établies; dans toutes, le corps sera conservé indéfiniment. Il peut demeurer pendant plusieurs mois exposé à l'air libre sans éprouver la plus légère altération; puis, au bout d'un certain temps, la dessication s'achève d'une manière insensible et avec plus ou moins de rapidité, suivant les conditions hygrométriques du lieu dans lequel on l'a placé.

Après cet exposé aussi simple que la méthode elle-même, il est impossible de l'admettre en comparaison avec aucune autre. Sous le rapport de l'art et du succès qui le couronne, la science à cet endroit a prononcé son dernier mot. Quant au côté moral, poétique et religieux, si l'on voulait établir un parallèle, nous trouverions bientôt toute la différence qui sépare le respect de la profanation, le christianisme de la mythologie. Sous ce dernier point de vue, mille considérations débordent notre pensée; qu'on nous permette de céder un instant à quelques-unes des réflexions qui nous entraînent.

L'invention de M. Gannal s'adresse de préférence au sentiment intime de l'âme. Le corps embaumé demeurant presque intact, toujours dans une intégrité parfaite, la douleur, la vraie douleur de famille, les regrets, les souvenirs, se trouvent là comme stéréotypés d'une manière admirable.

Autrefois, l'ambition de léguer à la postérité

l'homme lui-même avec les monuments de son génie, imposait silence aux affections de la famille, à l'idée des mutilations qui étaient indispensables. Aussi, à notre approche, elle s'éloignait en silence avec le ministre qui, pendant les heures de la nuit, avait prié à côté du lit mortuaire. Il était impossible qu'il en fût autrement, car le spectacle d'une telle dévastation d'organes, nous allions dire d'une telle *boucherie*, s'accordait peu avec le caractère de l'un et moins encore avec la douleur de l'autre. Aujourd'hui, dépouillé qu'il est de toute apparence de profanation, l'embaumement ne saurait donner lieu à aucune appréhension légitime. Nous dirons plus, il s'harmonise avec l'autel funéraire et le recueillement général; il se prête merveilleusement à la reconnaissance du cœur, à l'expression de la piété filiale, au cri de l'amour maternel. Le prêtre dont la main s'est étendue sur le mourant en signe de pardon, et qui bientôt va jeter sur son cercueil une terre qu'il aura bénite, pourquoi, durant cet intervalle, son absence ressemblerait-elle à un abandon? et les parents, à leur tour, eux qui ont veillé avec anxiété au chevet du malade, qui l'ont entouré de leur sollicitude, pourquoi ne lui prodigueraient-ils pas encore les derniers soins que le dévouement leur inspire? ces soins, il est vrai, l'espérance ne les soutient plus, mais ils sont du moins consolants, puisqu'ils ressemblent à des adieux.

Un jour, l'an dernier, c'était une jeune dame bien aimante que celle dont la fin prématurée d'un père égarait presque la raison. Eplorée près de nous, son cœur et ses regards présidaient à notre œuvre ; elle était là inquiète et tremblante à l'idée d'une secousse involontaire ou d'une précaution moins douce. Dernièrement aussi, un fils dont le nom rappelle une famille honorable, obéissant aux inspirations de son cœur, entourait d'attentions religieuses une dépouille bien chère. Sa main répandait, pour ainsi dire, avec nous l'huile parfumée, pendant que les traits altérés de son visage trahissaient la douleur que lui causait la perte d'une mère adorée. Poétiques et touchants tableaux qui retraçaient avec attendrissement à nos souvenirs, la piété d'Antigone, les funérailles de la fille de Lopez, Young enveloppant lui-même dans son linceul une enfant bien aimée !

O vous que la longue possession d'une mère avait habitué à la considérer comme une propriété acquise à votre amour, et qu'un coup imprévu ou bien le temps, par des tributs successifs, arrache à votre dévouement ; vous, mère désolée, dont l'existence est presque anéantie avec celle de ce jeune ange qu'un mal soudain brise encore au berceau : l'un et l'autre vous possédiez une idole, vous ne viviez que de sa vie, et maintenant vous ne pouvez pas croire à la mort. Rêvant encore de son sommeil ou de son agonie, vous vous efforcez de ressaisir une étincelle qui n'est plus, en dépit de cette bouche glacée sur laquelle s'applique sans cesse votre bouche brûlante !... Embaumez avec nous une enveloppe chérie au travers de laquelle naguère se révélaient pour vous des sentiments si tendres. Tandis que, d'un côté, cette âme a déployé son vol vers le foyer de la science éternelle, ici l'art des hommes consacre à vos souvenirs sa dépouille tout entière, sa dépouille qui, elle aussi, ne devra plus périr ! Et vous à qui la fortune a dédaigné de sourire et que néanmoins la douleur vient de par trop froisser, écoutez: si, par hasard, cette page où nous laissons tout notre cœur fait briller à votre pensée une espérance consolatrice, venez, votre malheur trouvera près de nous un écho fidèle, et quand bien même vous n'avez pas d'or à nous offrir, n'importe; venez, NOUS N'EXIGERONS DE VOUS AUCUN SACRIFICE.

Avec l'embaumement Gannal, il y a plus encore: l'inhumation de ceux qui ne seront qu'en léthargie, est désormais rendue impossible. Tout le monde se rappelle, à Lyon, l'exemple de ce défunt qui, transporté jusqu'au lieu de sa sépulture et réveillé à la stupéfaction générale, put regagner son domicile en compagnie des mêmes amis qui avaient suivi son convoi. La fréquence des inhumations précipitées a été suffisamment constatée pour que les gouvernements aient jugé convenable d'employer à cet égard des mesures sévères. Dernièrement, le gouvernement bavarrois vient d'insister sur l'ordre établi dans ses hôpitaux de pratiquer une incision à la plante du pied de chaque malade, vingt-quatre heures après son décès. Cette précaution, dont l'usage peut être facilement généralisé, sera toujours préférable, sous beaucoup de rapports, à l'établissement de *maisons mortuaires* ou à l'application du galvanisme.

Il serait à désirer que l'invention de M. Gannal remontât à une époque plus reculée de la nôtre; nous n'eussions pas vu paraître les mémoires de Maret et de Vicq-d'Azir sur le danger des sépultures, ni la déclaration royale de 1776, relative aux conditions imposées à ceux auxquels on conférait le droit d'être inhumé dans les églises, ni enfin le décret du 23 prairial an XII, qui, émanant d'une législation louable dans ses motifs, interdit ces sortes d'inhumations. D'un autre côté, la religion et les arts n'auraient pu qu'y gagner. L'archéologie compte des monuments précieux uniquement dûs à la permission achetée de dormir à l'ombre du sanctuaire. Parcourez les temples de Rome, de Naples et de Florence qui se présentent au voyageur ornés des tombeaux qu'ils abritent ; les élégantes chapelles érigées sous leurs voûtes, ne sont-elles pas autant de pages historiques destinées à transmettre aux générations des enseignements salutaires ?

Nous ignorons ce que l'avenir nous prépare ; mais cette coutume que Chateaubriant regrette renaîtra peut-être au milieu de nous. On en trouve l'heureux présage dans l'autorisation plus facilement accordée d'inhumer sous le parvis de nos églises les restes mortels de ceux qu'on a soumis au nouveau mode de conservation. D'autre part, l'autorité administrative, d'après l'avis du conseil de salubrité de la capitale, a déjà permis que, dans nos départements, le transport des dépouilles embaumées d'après le procédé Gannal, pourrait être opéré sans qu'il fût nécessaire de les renfermer préalablement dans un cercueil métallique.

L'embaumement d'après cette méthode offre donc sous tous les rapports une supériorité incontestable. Si elle n'avait pas reçu déjà la sanction des corporations savantes, un témoignage assez flatteur pour M. Gannal serait son extension toujours croissante en France et dans les pays étrangers. Le *journal des Débats*, dans son numéro du 22 février 1844, donne les noms de 346 personnes embaumées à Paris seulement depuis 1843. Nous citerons ici les noms les plus connus :

Dignitaires ecclésiastiques : Monseigneur DE QUÉLEN, archevêque de Paris, qui en avait exprimé la volonté formelle dans ses dispositions testamentaires; le prince de Croï, cardinal-archevêque de Rouen; monseigneur de Tharin, ancien évêque d'Autun; NN. SS. les évêques d'Orléans, de Poitiers, d'Angoulême, etc., etc.

Savants et grands personnages : le prince de Bourbon-Conti, le prince de Monaco, le duc de Grammont, le marquis de Pastoret, les comtes de Menard, de Las Cases, le vicomte de Rogna, le ministre Humann; les maréchaux Maison, Victor, Moncey, Macdonald; les généraux Dupont, Chawembourg, Richter, Lemoine, Talhouet, Hullin; Pozzo-di-Borgo; les professeurs Desgenettes, Alibert, Broussais, Richerand, Sanson, Marc, etc.; Quesneville, Dugues, Berryer père, Lacave-Laplagne fils, Garnier-Pagès, Jacotot, Fourrier, Frappart, Cherubini, Elleviou, Lesueur, de Lalande, Robiquet, Turpin, Népomucène Lemercier, Alexandre Duval, Hannemann, fondateur de l'homœopatie; Pelletier, Jouffroy, Gors; dernièrement l'infortuné duc d'Angoulême, etc.

Dames de distinction : la princesse de Montmorency, la duchesse d'Istrie, la comtesse Feraud, Mesdames de Lezeau, Zea Bermudès, Berryer, de Fontenelle, Dubarry nièce, la fille unique d'Odilon-Barrot; beaucoup de dames religieuses du Sacré-Cœur; sur l'ordre du procureur du roi, l'amiral

Dumont-d'Urville et toutes les malheureuses victimes de la catastrophe arrivée sur le chemin de fer de Paris à Versailles.

S'il était possible d'élever encore un doute sur la supériorité de ce genre de conservation, nous citerions comme contre-épreuve les exhumations faites au bout d'un temps plus ou moins long, et qui toutes ont permis de constater la conservation parfaite ; celle d'Anizat, par exemple, embaumé en mars 1840 et exhumé en janvier 1842 pour être transporté dans le caveau de sa famille. On se rapelle que cet enfant, assassiné à la Villette et embaumé sur l'ordre du procureur du roi, put encore servir de preuve contre Eliçabide après trois mois d'exposition à la Morgue. Nous citerons encore les exhumations de Peters, élève du collége royal de Louis-le-Grand, du docteur Oudet, de madame Vanhove, de madame la marquise Lefilleul de la Chapelle, etc.

Après de si nombreux et de si imposants témoignages il ne nous reste plus qu'à formuler avec la *Gazette de France* le vœu suivant, exprimé par elle dans son numéro du 9 septembre 1844, relativement à l'adoption du procédé Gannal : *Nous croyons que la morale publique, que les sentiments de famille qui existent toujours là où l'on rencontre du respect pour les morts, ne sont pas les seuls à y gagner ; mais que la salubrité publique elle-même exigera, dans un temps qui n'est peut-être pas éloigné, une application générale de ce genre de conservation. De plus en plus la ville des morts envahit celle des vivants, et de plus en plus le voisinage d'un si grand nombre de cadavres en putréfaction exerce sur les habitants une influence mortelle qui ne peut être combattue qu'en détruisant la cause. Or, rien ne saurait mieux atteindre ce but qu'une adoption universelle du procédé de l'auteur, dont le nom a été poclamé trois fois à l'Académie des sciences pour le grand prix Monthion, que l'Institut lui a décerné, auquel deux médailles ont été accordées, et qui a enrichi la science d'une foule de travaux utiles.*

En présence de la découverte de M. Gannal s'élargit un horizon qui jette sur l'histoire des embaumements un intérêt nouveau. En exposant d'une manière aussi sommaire un sujet si digne d'une attention sérieuse et réfléchie, nous avions hâte d'abord de manifester la mission qui, seulement sur la fin de 1844, a été définitivement confiée à nos soins par le savant chimiste. En second lieu, nous avons voulu répondre à de simples questions qui nous ont été adressées par un grand nombre de personnes qui paraissaient ignorer encore en quoi consistait la méthode de M. Gannal. Dans un travail détaillé et préparé à loisir, nous espérons qu'il nous sera permis de considérer la question des embaumements sous toutes les faces qu'elle nous présente , sous le rapport de différents sujets qui s'y rattachent , et relativement aux conséquences qui, bientôt peut-être, en vont nécessairement surgir.

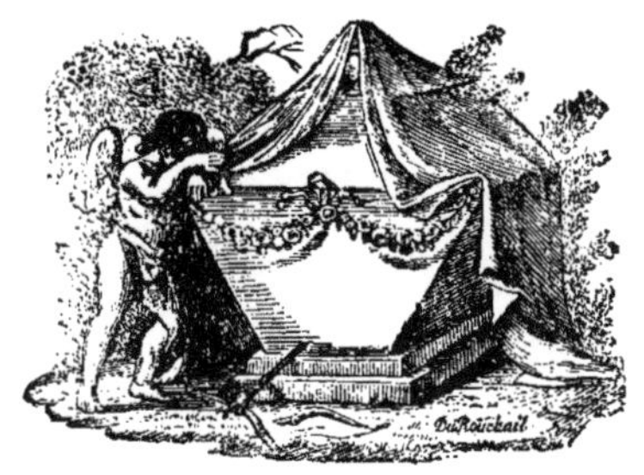

www.ingramcontent.com/pod-product-compliance
Ingram Content Group UK Ltd.
Pitfield, Milton Keynes, MK11 3LW, UK
UKHW021031260726
13994UKWH00005B/2085